EAUX CHLORURÉES SODIQUES FORTES

DE

Salies-du-Salat

(Haute-Garonne)

───

OBSERVATIONS DE MALADES

PRÉSENTÉES PAR

LE DOCTEUR CATALA

à M. le Professeur LANDOUZY

et aux Médecins du Voyage d'Études Médicales

Le 10 Septembre 1903

───

TOULOUSE

IMPRIMERIE MARQUÉS & Cie

Boulevard de Strasbourg, 22 et 24

───

1903

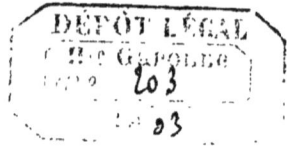

EAUX CHLORURÉES SODIQUES FORTES

DE

Salies-du-Salat

(Haute-Garonne)

~~~~

OBSERVATIONS DE MALADES

PRÉSENTÉES PAR

LE DOCTEUR CATALA

à M. le Professeur LANDOUZY

et aux Médecins du Voyage d'Études Médicales

Le 10 Septembre 1903

~~~~

TOULOUSE

IMPRIMERIE MARQUÉS & Cie

Boulevard de Strasbourg, 22 et 24

—

1903

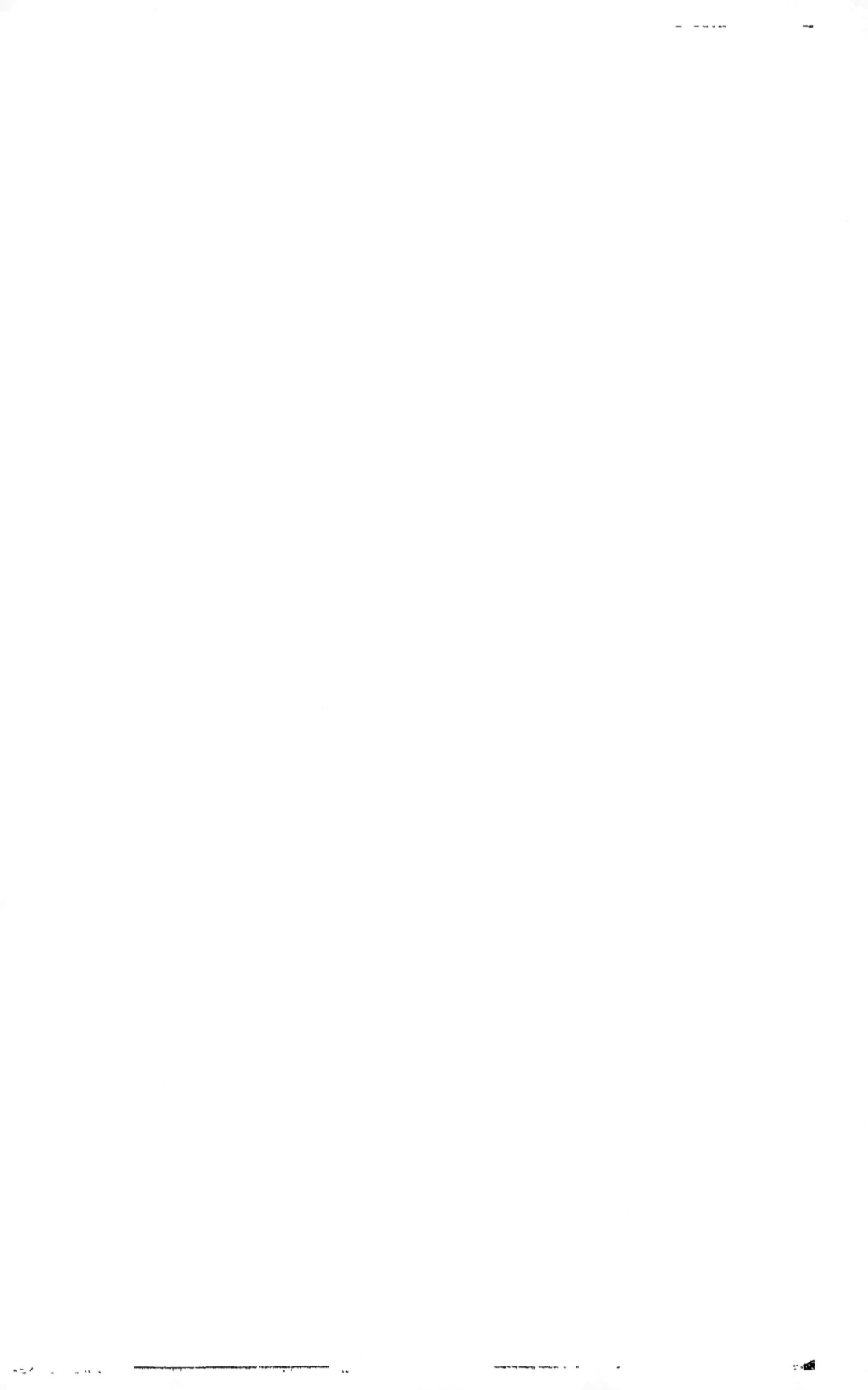

EAUX CHLORURÉES SODIQUES FORTES

DE

Salies-du-Salat (Haute-Garonne)

MALADIES NERVEUSES

SOURCE SALÉE

**Atrophie musculaire progressive type d'Aran Duchêne. —
Métrite et prolapsus utérin.**

X..., pensionnaire de l'hôpital de Castanet (près Toulouse), 60 ans. Renseignements sur la malade incomplets.

La malade arrive à Salies avec une atrophie complète du bras, une atrophie marquée des muscles du tronc, une atrophie légère et de la parésie de la jambe du côté droit. La main de singe s'est déjà transformée en griffe, la colonne vertébrale est déviée, et pour faire contrepoids à l'action des muscles sains, la malade, d'ailleurs très courbée en avant, incline fortement son corps de côté. Des contractions fibrillaires sont faciles à provoquer ; les muscles de la face semblent peu ou pas intéressés et, bien que les traits paraissent figés, la malade ne semble pas présenter le facies myopathique signalé par M. le professeur Landouzy dans la myopathie atrophique progressive.

La dyspnée par parésie des intercostaux est apparente. La malade est incurable, mais elle sentait depuis quelques mois ses forces décliner très vite. Elle a retiré de bons effets de Salies puisque sa vigueur y a été accrue et qu'elle a emporté l'espérance que le terrible mal était enrayé.

Au cours du traitement, la malade, atteinte de prolapsus utérin avec leucorrhée abondante et douleurs violentes dans le bas-ventre à l'occasion de la marche, a vu ces symptômes assez heureusement influencés. Le port d'un pessaire à la fin de sa saison lui a permis de supporter sans trop de gêne son infirmité.

SOURCE SALÉE

Maladie de Little.

X..., 2 ans et demie, adressée par M. le professeur Rémond, Toulouse, et M. le professeur Bézy, Toulouse.

Antécédents héréditaires. — Néant.

Père et mère, 40 ans.

Accouchement très laborieux; bassin rétréci chez la mère. Trois médecins sont appelés; l'enfant, qui a beaucoup souffert, naît à l'état de mort apparente, une application du forceps a d'ailleurs été nécessaire.

L'enfant à 2 ans 1/2 ne marche pas encore, ne parle pas, l'intelligence paraît pourtant normale, l'enfant est caline ou espiègle.

Raideur généralisée et en même temps faiblesse musculaire, flexion légère de toutes les articulations, la tête n'est pas supportée par le cou, et dans la station assise elle ballotte et pend sur l'une ou l'autre épaule de l'enfant. Strabisme, nystagmus léger et intermittent, mouvements athétosiques, maladresse. L'alimentation a toujours été convenable, les digestions sont bonnes.

Premier séjour à Salies en juillet. Eaux salées avec addition d'eaux mères. L'eau sulfureuse froide est administrée concurremment. A son départ de Salies, l'enfant peut se tenir debout; elle essaie de parler, elle porte la tête normalement et sans fatigue apparente. La raideur a disparu, l'enfant doit faire à Salies un second séjour fin septembre; il paraît très probable qu'elle marchera après ce deuxième traitement.

SOURCE SALÉE

Neurasthénie.

X..., 24 ans, adressé par le Dr A... (Ariège).

Hérédité. — Syphilis du père.

Antécédents personnels. — Ostéite au début de l'adolescence, guérie vers 14 ans. — Neurasthénie vers 22 ans, à la suite de surmenage cérébral et de revers de fortune.

Etat actuel. — Amaigrissement de 10 à 12 kilos; insomnies; réveil, chaque nuit, à 2 heures du matin, impossibilité de dormir jusqu'au jour; maux de tête et lassitude constante au réveil; inappétence; aboulie; découragement profond; constipation; sueurs diurnes.

Ce malade fuit la société des gens de son âge, ne fréquente que les personnes âgées; ne peut travailler qu'à des heures qui lui sont spéciales; ne peut, une demiheure de suite, appliquer son esprit au même sujet. — Phobies, superstition; pas de troubles de la sensibilité; réflexes normaux, bourdonnements d'oreilles.

Traitement. — Bains salés faibles progressivement réchauffés, forte addition d'eaux-mères. Le malade repart amélioré, se sentant capable de reprendre ses travaux qu'il avait dû abandonner. L'inappétence et la constipation ont été efficacement combattues par l'absorption, jour entre autre, d'une cuillerée à soupe d'eau salée dans un verre de sirop de grenadine à l'eau de seltz.

SOURCE SALÉE

Paralysie infantile.

X .., âgé de 5 ans. — Médecin traitant, professeur André, Toulouse.

Antécédents héréditaires. — Arthritisme du père. Pas de frères.

L'enfant marche à 1 an. Début insidieux vers l'âge de 3 ans. Il paraît y avoir eu une période fébrile, mais les renseignements de la famille sont très imprécis.

Le bras et la jambe du côté droit ont été atteints assez légèrement; électricité, faradisation; hydrothérapie; massages.

Actuellement, la jambe seule est encore légèrement atrophiée, l'enfant ne peut courir; il tombe en jouant avec ses camarades. — Etat général assez satisfaisant. Les bains salins administrés progressivement sont tolérés sans addition d'eaux-mères. — Amélioration notable au point de vue fonctionnel au bout de quelques jours. L'enfant, atteint de coqueluche, suspend le traitement et quitte Salies où il doit revenir vers le 15 septembre.

SOURCE SALÉE

Surdité post-méningitique

X..., 3 ans. Médecins traitants : Dr Dupont, Dr X..., de Lourdes.

Antécédents héréditaires insignifiants, mère légèrement nerveuse, pas de stigmates physiques de névrose.

Antécédents personnels. — L'enfant marche à un an, commence à parler vers la même époque. Méningite à deux ans laissant après elle de la parésie, généralisée sans atrophie, une diminution marquée de l'intelligence, une surdité absolue. L'enfant, au cours de son voyage vers Salies, n'a même pas entendu un train express passant à deux mètres de lui et auquel il tournait le dos. Fréquentes émissions nocturnes d'urine, gastro-entérite chronique légère.

Traitement. — Bains salés progressivement réchauffés qui modifient très vite l'état général du petit malade ; l'appétit, les digestions deviennent normaux ; l'enfant commence à marcher sans fatigue, engraisse dans des proportions surprenantes. Malgré l'addition d'eaux-mères, les bains provoquent de l'insomnie et de véritables crises de méchanceté chez l'enfant : il trépigne, mord, crie, etc.

Le traitement électrique est alors joint par nous au

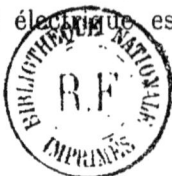

traitement salin ; au bain salin succède le bain électro-
statique de vingt minutes de durée ; les courants continus
faibles, huit milliampères sont administrés jour entr'autre.
Durée du traitement vingt-huit jours. Vers la fin de la saison,
il semble que l'enfant entende quelques sons aigus. Trois
semaines après son départ (et sans qu'aucun autre traitement ait été suivi), l'enfant entend. La famille veut bien
nous en informer.

SOURCE SALÉE

Coxalgie.

X.. , 22 ans. Médecins traitants : professeur Jeannel, Toulouse, professeur Bauby, Pr Marie, Drs C. C. C.

Antécédents héréditaires. — Asthme et bronchite chronique chez le père ; oncles et cousins nerveux.

Antécédents personnels. — Indolence et nervosisme qui ont d'abord fait commettre une erreur de diagnostic et croire à une pseudo-coxalgie par contracture. La maladie actuelle remonte à cinq ans ; elle a été traitée à Luchon, puis sur le lit Lannelongue, puis dans la gouttière Bonnet. Les ankyloses ont été rompues une première fois il y a 2 ans ; la durée totale de l'immobilisation a été de 3 ans. Quand la malade arrive à Salies, tout mouvement est impossible : la jambe est absolument atrophiée, une tumeur blanche secondaire du genou s'est développée ; l'ensellure du dos est très marquée ; le pied dévie en varus équin inappétence, constipation, insomnie, abattement profond, aboulie.

Traitement. — Durée 3 mois ; bains salins progressivement réchauffés avec forte addition d'eaux-mères : provoquant d'abord quelques légers phénomènes d'excitation nerveuse, ils sont bientôt tolérés, relèvent l'état général de la malade ; l'appétit est meilleur d'emblée, l'insomnie disparaît complétement vers le quinzième bain. Des mouvements apparaissent dans l'articulation coxale, mais le genou ne diminue pas de volume ; l'atrophie persiste encore plus apparente, car l'œdème qui avait envahi la jambe a disparu. Après une 1re série de 22 bains, le traitement électrique intensif est organisé.

Franklinisation générale ; faradisatiou des muscles de la jambe qui amène quelques mouvements dans l'articulation du genou ; tous les 2 jours, courants continus locaux, 20 milli-ampère, 8 minutes. L'atrophie musculaire et les douleurs du genou disparaissent ; la tumeur blanche regresse. Le traitement salin est de nouveau institué : au bout de peu de jours, la malade peut être considérée comme guérie ; elle se lève, apprend à marcher, car depuis 3 ans elle en a perdu l'habitude, elle s'aide encore de béquilles. Ce résultat est déjà obtenu après 2 mois de séjour à Salies.

SOURCE SALÉE

Coxalgie suppurée.

X.... 12 ans. Médecins traitants : Dr Dupau, Dr Peyronnet, Toulouse.

Antécédents héréditaires. — Négligeables.

Antécédents personnels. — L'enfant, fils d'un employé des chemins de fer, habite près de la gare ; mauvaise hygiène de la première enfance. Coxalgie remontant à deux ans. L'abcès s'ouvre spontanément, à la réunion du tiers moyen et du tiers supérieur de la cuisse, sur la face externe, par deux fistules non encore complètement taries. Atrophie du membre; flexion légère de la cuisse sur le bassin; ankylose de l'articulation coxale; déformation du membre arrondi en fuseau, inappétence, constipation, amaigrissement, lassitude.

Traitement. — Bains salins, qui relèvent très vite les forces du malade; les fistules se tarissent au cours du traitement; le malade marche et voudrait faire de longues promenades que nous sommes obligés de lui interdire. La constipation et l'inappétence cèdent très vite à l'administration, à intervalles éloignés, d'eau salée en boisson.

SOURCE SALÉE

Tumeur blanche du genou.

X..., 26 ans. Médecin traitant : Dr M...

Antécédents héréditaires. — Néant. Tuberculose pulmonaire chez un frère, hystérie chez une sœur. Tumeur blanche remontant à trois ans environ, actuellement en voie de guérison.

La malade, que nous avions connue avant l'apparition de sa tumeur blanche, est actuellement amaigrie, sueurs nocturnes vers le matin, inappétence, constipation, douleurs légères dans le genou à l'occasion de la marche, lassitude très grande.

Traitement. — Bains salins, administration un jour entr'autre d'eau salée en boisson. La constipation est efficacement combattue, les forces renaissent très vite ; la malade, qui a omis de se peser, au début de la saison, constate ensuite une augmentation de poids de 2 kilogrammes 500 en dix jours.

SOURCE SALÈE

Coxalgie.

X..., 20 ans. Médecin traitant, Dr M...

Antécédents héréditaires. — Inconnus.

Antécédents personnels. — Hygiène déplorable de l'enfance et de l'habitation. Coxalgie remontant à 3 ans. Abcès ouvert spontanément dans la fosse iliaque traité par des injections d'éther-iodoformé, et la mobilisation relative. Premier séjour à Salies en 1902 : la fistule se tarit et se ferme ; en 1903, les bains permettent au malade d'abandonner, au cours de son traitement thermal, une de ses béquilles ; l'autre béquille doit être devenue inutile à l'heure présente L'état général a été modifié au cours du traitement salin d'une façon remarquablement rapide.

SOURCE SULFUREUSE FROIDE

Anémie grave.

X..., 20 ans, de Saleich (Haute-Garonne).

Antécédents héréditaires. — Mère nerveuse, atteinte d'entérite muco-membraneuse; un frère et une sœur, tous deux sourds-muets.

Antécédents personnels. — Pas de maladie grave de l'enfance; réglée à 17 ans; leucorrhée; les règles n'ont pas paru depuis trois ou quatre mois; enrouement constant; bruit de souffle cardiaque; incapacité d'un travail régulier quelconque; inappétence.

Tous les toniques connus ont été employés en vain, par divers confrères de la région, puis par nous-même. La saison thermale n'étant pas encore ouverte à Salies, nous avons conseillé l'administration d'eau sulfureuse froide, à la dose de trois quarts de verre matin et soir, une heure avant le repas. En trois semaines, une amélioration notable était observée, l'appétit revient, l'enrouement disparaît; les règles réapparaissent. La malade est aujourd'hui guérie.

SOURCE SULFUREUSE FROIDE

Cachexie post-opératoire.

X..., 42 ans, opérée par le Dr Estienny, Toulouse, d'un cancer du sein gauche. La malade supporte assez bien l'opération ; pourtant elle est atteinte de tuberculose au premier degré ; elle s'amaigrit très vite et ne peut manger ; sueurs, lassitude, etc.

Un cancer secondaire apparaît au sein droit ; une opération nouvelle· ne peut être tentée, et la tumeur est détruite par nous au moyen de caustiques. La malade est dans un état véritable de cachexie qui nous fait craindre pour ses jours.. L'eau sulfureuse froide, administrée à faibles doses trois fois par jour, relève très vite l'appétit ; la malade engraisse : elle vit actuellement.

SOURCE SULFUREUSE FROIDE

Gastro-entérite, Bronchite chronique.

X..., 7 ans. Médecin traitant : Dr X...

Antécédents héréditaires. — Néant. Sœur aînée en bonne santé.

Antécédents personnels. — Bronchite dans le premier âge avec très nombreuses récidives.

Les bains salins étaient administrés depuis plusieurs

années et semblaient ne produire aucun résultat favorable. Après une nouvelle tentative infructueuse sous notre direction, nous avons supprimé ce traitement. Au cours du traitement, en effet, l'appétit était chaque année diminué, le sommeil moins calme, l'enfant semblait fiévreuse; la température s'élevait de un à deux degrés, la langue était saburrale, les selles fréquentes et fétides. L'élimination des phosphates et des carbonates par l'urine était exagérée. L'enfant depuis dix jours boit de l'eau sulfureuse froide; elle n'a pas encore terminé son traitement, mais, de l'aveu de ses parents, jamais sa santé et son appétit n'avaient été aussi satisfaisants depuis trois ou quatre ans. La maigreur s'est très sensiblement atténuée.

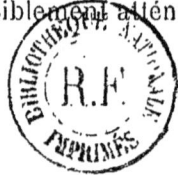